Made in the USA
Las Vegas, NV
03 September 2021

29543598R10057